BEI GRIN MACHT SICH IHR WISSEN BEZAHLT

- Wir veröffentlichen Ihre Hausarbeit,
  Bachelor- und Masterarbeit

- Ihr eigenes eBook und Buch -
  weltweit in allen wichtigen Shops

- Verdienen Sie an jedem Verkauf

Jetzt bei www.GRIN.com hochladen und kostenlos publizieren

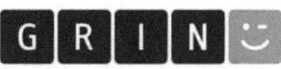

Bibliografische Information der Deutschen Nationalbibliothek:

Die Deutsche Bibliothek verzeichnet diese Publikation in der Deutschen National-bibliografie; detaillierte bibliografische Daten sind im Internet über http://dnb.d-nb.de/ abrufbar.

Impressum:

Copyright © 2014 GRIN Verlag
Druck und Bindung: Books on Demand GmbH, Norderstedt Germany
ISBN: 9783668911857

Dieses Buch bei GRIN:

https://www.grin.com/document/459358

Benjamin Schmidt

Falldarstellung mit entsprechender Pflegediagnostik

Krankengeschichte einer Bewohnerin im Pflegeheim

GRIN Verlag

GRIN - Your knowledge has value

Der GRIN Verlag publiziert seit 1998 wissenschaftliche Arbeiten von Studenten, Hochschullehrern und anderen Akademikern als eBook und gedrucktes Buch. Die Verlagswebsite www.grin.com ist die ideale Plattform zur Veröffentlichung von Hausarbeiten, Abschlussarbeiten, wissenschaftlichen Aufsätzen, Dissertationen und Fachbüchern.

Besuchen Sie uns im Internet:

http://www.grin.com/

http://www.facebook.com/grincom

http://www.twitter.com/grin_com

Inhaltsverzeichnis

1.   Beschreibung der Aufgabe

Anlass des folgenden Praxisorders ist der praktische Einsatz im B. Heim. Dieser Einsatz im Modul 3 ist an die Leistung gebunden, eine Falldarstellung anzufertigen. Diese Falldarstellung bezieht sich auf die Bewohnerin, welche schon im letzten Einsatz von dem Studenten versorgt wurde. Der Assessmentbogen von Marjory Gordon soll angewendet werden. Die funktionellen Gesundheits- und Verhaltensmuster, hauptsächlich „Aktivität und Bewegung". sowie „Kognition und Perzeption" sollen in Bezug auf die Bewohnerin beschrieben werden. Es erfolgt eine Erklärung darüber, welche Gründe es für die Aufnahme der Bewohnerin ins Pflegeheim, gegeben hat. Anschließend wird die bisherige Entwicklung der Pflegesituation und Krankengeschichte (Health History) beschrieben. Hier findet auch die Selbsteinschätzung der Betroffenen statt. Subjektive Angaben (Beobachtungen und Interpretationen) sowie objektive Angaben (Messgeräte und Assessmentinstrumente) werden aufgeführt. Angehörige und Pflegekräfte werden befragt, sowie der Pflegebericht, Stammdaten, An- und Abwesenheitszeiten zur Informationssammlung genutzt. Der Student begründet sein Handeln mit entsprechender Fachliteratur. Am Ende des Praxisordners gibt der Student eine Erklärung ab, was ihm leicht gefallen ist und wo es Schwierigkeiten gegeben hat. Er macht eine Einschätzung, welche neuen Kenntnisse, Fähigkeiten und Fertigkeiten erlernt wurden und welche Ziele er sich für das neue Semester setzt.

2.   Informationssammlung

2.1   Grund für die Aufnahme und Health History

Warum und wann Frau A. damals auf den Wohnbereich (WB) 5 des B. Heims gekommen sei, konnte sie dem Studenten nicht beantworten. Die auf Station anwesenden Pflegekräfte erzählen dem Studenten, dass Frau A. vorher im Betreuten Wohnen des Pflegeheims lebte. Die Überprüfung ihrer Bewohnerakte ergab, dass sie von 2009 – 2012 im Betreuten Wohnen lebte und durch einen Sturz mit subtrochantärer Fraktur links erheblich eingeschränkt, sowie auf fremde Hilfe angewiesen war. Sie sei vorerst zur Kurzzeitpflege dort gewesen und anschließend auf dem WB 5 geblieben.

Warum sie nicht wieder ins Betreute Wohnen zurückkehrte konnte anhand der Dokumentation nicht ersehen werden. Ob ein Reha- Aufenthalt wahrgenommen wurde und Frau A. nach Behandlung der Fraktur wieder laufen konnte ist unklar. Befragte Pflegekräfte konnten ebenfalls keine Auskunft darüber geben, ob damals schon eine Harn- und Stuhlinkontinenz bei Frau A. bestand. Dem MMSE Assessment von 2012 sind 15 Punkte entnommen. Eine mittelschwere Demenz bestand laut der Pflegedokumentation /Akte schon 2012. Aktuell erreicht sie 11 Punkte mit dem MMSE-Assessment. Weil das Kriterium Demenz meist ein erhöhtes Sturzrisiko mit sich bringt, liegt der Gedanke nahe, dass sich die Angehörigen aus diesem Grund, der eingeschränkten Selbstpflegefähigkeiten und der Orientierungsstörung für die stationäre Langzeitpflege von Frau A. entschieden haben *(Büscher et al 2013, 25-26)*. Ein Gespräch mit den Angehörigen (einem Sohn) kommt leider nur kurz zu Stande. Der Sohn und seine Ehefrau hatten Frau A. bereits mit Jacke bekleidet und wollten mit ihr, im Rollstuhl, spazieren gehen. Die Möglichkeit, der oben genannten Fragen nachzugehen bietet sich danach leider nicht mehr. Im Gespräch mit einer Präsenzkraft erfährt der Student aktuell, dass Frau A. ihrer Meinung nach in den letzten drei Monaten kognitiv stark nachgelassen hat. Sie nimmt nicht mehr so interessiert und aktiv am Singkreis, sowie der Gymnastikgruppe teil, wie zuvor.

2.2   Assessmentbogen nach Marjory Gordon

Weil davon auszugehen ist, dass Frau A. einige Fragen aufgrund ihrer demenziellen Entwicklung nicht adäquat versteht, wird häufig auf direkte Fragen verzichtet und der Sachverhalt wird mit anderen Worten beschrieben. Siehe Assessment M. Gordon (Gordon 2013); (DPV 2019) im Anhang.

3.   Die Falldarstellung

3.1   Fähigkeiten und Fertigkeiten der Bewohnerin

Frau A. führt ihre Getränke und Speisen selbstständig zum Mund. Sie hat keine Schluckstörungen oder Probleme beim Kauen der Nahrung. Sie trinkt Wasser, Tee, Kaffee und Saft (ca. 1,0-1,5 L am Tag). Spezielle Vorlieben oder Abneigungen hat sie weder beim Essen noch beim Trinken. Ihre Mahlzeiten isst sie nicht immer komplett auf. Sie nimmt die Mahlzeiten fertig portioniert, meist mit Löffel oder Gabel auf. Obst oder fertig portionierte Brötchen isst sie aus der Hand. Ihr Körpergewicht ist seit längerem Zeitraum stabil. Sie hat oben wie unten Vollprothesen. Frau A. nimmt unter verbaler Anleitung die Prothesen aus ihrem Mund und setzt sie später wieder ein. Sie hat eine trockene, faltige Altershaut mit Altersflecken. Der Hautturgor ist normal. Siehe Hautanalyse. Zum Schutz der Kleidung trägt sie ein Vorhängetuch. Frau A. fährt oft mit dem Rollstuhl über den Wohnbereich, indem sie ihre Füße einsetzt. Sie nimmt gerne an der Gymnastikgruppe und am Singkreis teil. Sie ist gerne in Gesellschaft und geht mit den Angehörigen spazieren. Sie kann kurz am Waschbecken stehen ca. 30 sec. Im Bett bewegt sie sich mit der Aufrichthilfe selbstständig. Am Bett ist ein geteiltes Bettgitter angebracht, damit Frau A. das Bett jederzeit verlassen kann. Sie besitzt ein Niedrigflurbett. Sitzend im Rollstuhl bewegt sie den Oberkörper und entlastet so ihr Gesäß. Siehe Bewegungsanalyse 1. Einsatz Unterhemd und Pullover kann Frau A. unter verbaler Anleitung bis über den Kopf ziehen. Frau A. kann ihr Gesicht und ihren Oberkörper meist selbst unter verbaler Anleitung waschen. Manchmal müssen Impulse gesetzt werden. Gleiches gilt für das Abtrocknen und Eincremen. Sie kann ihre Haare unter verbaler Anleitung kämmen. Frau A. schläft nachts meist durch. Sie gibt an keine Sorgen zu Haben. Um 19.00 Uhr geht sie zu Bett und um 7.00 Uhr steht sie auf. Sie döst öfters im Rollstuhl, aufgrund der kognitiv geringen Aufmerksamkeitsspanne und gibt an, sich zu erholen. Zwischen 13 Uhr und 14 Uhr hält sie manchmal Mittagsschlaf. Des Nachts beim Inkontinenzvorlagenwechsel ist sie kurz wach, schläft aber sofort danach wieder ein. Frau A. hört sehr deutlich. Sie hat eine kombinierte Brille für Nah- und Fernsehen mit der sie ihre Seheinschränkungen sehr gut kompensiert. Sie setzt die Brille unter verbaler Anleitung selbst auf. Sie nimmt an allen Spielen und Beschäftigungsprogrammen teil und erzählt stolz aus ihrer Vergangenheit (Orgel spielen und singen). Sie war sehr gut in der Schule und spricht zum Teil noch englisch. Sie hat immer sehr gern gelesen und in einer Buchhandlung gearbeitet. Einzelne Sätze liest sie immer noch sehr gern. Sie beschreibt sich als fleißig. Zur Person ist sie voll orientiert und zur Situation teilweise. Geschmacksinn und Geruchsinn, sowie Tastsinn sind voll intakt. Sie ist sehr höflich, freundlich und meist fröhlich. Ihre Stimme ist ruhig, entspannt und gleichmäßig. Frau A. ist stolz darauf ihren Kindern eine gute Mutter gewesen zu sein. Frau A. unterhält eine gute Beziehung zu ihren Kindern. Ihr Ehemann ist verstorben. Probleme löst sie in liebevollem Umgang. Die Erziehung der Kinder ist ihr wichtig.

Sie fühlt sich im Pflegeheim wohl und ist mit ihrem Leben zufrieden. Sie hat eine positive Einstellung zum Leben und ist motiviert Probleme zu bewältigen. Sie wohnt in einem Einzelzimmer und fühlt sich dort wohl.

3.2 Unterstützungsbedarf der Bewohnerin

Die Pflegekraft richtet für Frau A. die Medikamente und gibt sie ihr, da sie aufgrund der demenziellen Erkrankung nicht dazu in der Lage ist. Ihr wird erklärt wofür die Medikamente sind. Frau A. bekommt Hilfestellung beim Portionieren der Mahlzeiten und beim Bestreichen der Brötchen. Besteck wird ihr in die Hand gegeben (z.B. Löffel oder Gabel). Sie muss häufig an das Essen und Trinken erinnert werden, da sie es vergisst. Sie soll nach Möglichkeit ca. 1,5 l tgl. trinken. Dies entspricht der Mindesttrinkmenge des MDS (Brüggemann et al. 2003, *40*). Je nach Tagesform bekommt Frau A. das Essen angereicht. Die biographische Trinkmenge ist aus der Dokumentation nicht ersichtlich und konnte auch nicht erfragt werden. Vor dem Essen bekommt Frau A. ein Schutztuch vorgehängt. Nach den Mahlzeiten wird sie verbal angeleitet beim Händewaschen. Weil sich bei Frau A. in den letzten 3 Monaten das Körpergewicht nicht verändert hat, reicht es aus, sie 1 Mal im Monat mit Hilfe einer Sitzwaage zu wiegen. Sollten Anzeichen für eine Gefährdung bestehen, muss ihr Gewicht häufiger ermittelt werden. Frau A. benötigt verbale Anleitung, damit sie die Prothesen aus ihrem Mund holen kann. Die Pflegekraft reinigt diese gründlich nach. Frau A. benötigt Hilfe beim Toilettengang (Transfer, Reinigung des Intimbereichs und Anus), sowie Hilfe beim Wechsel der Inkontinenzvorlage. Tagsüber benötigt Frau A. Hilfe bei Toilettengängen, nachdem sie ihre Mahlzeiten eingenommen hat. Nachts wechselt die Pflegekraft die Inkontinenzvorlage von Frau A. im Bett. Frau A. benötigt Hilfe bei der Strukturierung von ihrem Tagesablauf. Sie wird von der Pflegekraft zu den Beschäftigungsangeboten gebracht. (z. B Singen und Gymnastik) Die Pflegekraft gibt ihr wichtige Informationen (z.B. Ich gehe mit Ihnen zum Frühstück) Sie braucht Hilfe bei der Fortbewegung mit ihrem Rollstuhl, da sie Schwierigkeiten hat um Kurven zu fahren. Frau A. benötigt Hilfe beim Stehtransfer (im letzten Einsatz beschrieben). Im Bett bewegt sie sich selbstständig und benötigt bei pflegerischen Maßnahmen lediglich Anleitung. Bei Frau A. wird die Wärmebehandlung an der linken Hand mit einem Kirschkernkissen durchgeführt. Anschließend werden durch den Studenten ihre Mittel- und Endgelenke passiv bewegt *(pqsg 2013)* Bei dem Kämmen ihrer Haare benötigt sie verbale Anleitung. Frau A. wird beim Ankleiden des Unterkörpers voll unterstützt. Beim Bekleiden des Oberkörpers wird die Kleidung angereicht und über den Kopf von Frau A. gezogen. Frau A. benötigt Hilfe bei der Intimpflege im Bett. Bei der Ganzkörperwaschung am Waschbecken übernimmt die Pflegekraft die Reinigung des Rückens und Unterkörpers. Bei der Reinigung des Gesichts und Oberkörpers von Frau A. wird sie verbal angeleitet, ggf. je nach Tagesform durch Impulse unterstützt. Die Regelung der Wassertemperatur beim Duschen, sowie das Abbrausen übernimmt die Pflegekraft. Gleiches gilt auch für das Haare Waschen und Föhnen. Die Finger- und Fußnagelpflege wird durch externe Mitarbeiter übernommen. Das Schneiden der Haare übernimmt der hauseigene Friseur in Absprache mit Frau A. und ihrem Betreuer. Frau A. wird gegen 19.00 Uhr von der Pflegekraft zu Bett gebracht. Um ca. 7.00Uhr wird Frau A., wenn sie möchte, beim Aufstehen unterstützt. Wenn sie Mittagschlaf halten möchte begleitet sie die Pflegekraft ebenfalls zum Bett. Die Pflegekraft überprüft häufig ob Frau A. ihre Nah- und Fernbrille trägt. Ebenfalls gibt sie Hilfestellung beim Reinigen der Brille. Sie erfragt ob Frau A. ein Buch zum Lesen möchte. Wenn Frau A. unruhig ist und Hilfe ruft, setzt sich die Pflegekraft zu ihr, leistet Gesellschaft und erfragt das Befinden, gibt Sicherheit. Die Pflegekraft ermöglicht immer Besuche der Angehörigen und informiert den Betreuer wenn Post von Frau A. eingetroffen ist.

3.3   Erleben der persönlichen Situation

Frau A. fühlt sich gesund. Sie ist sehr zufrieden mit ihrer Situation im Pflegeheim. Sie ist stolz darauf, dass ihr die Erziehung der Kinder so gut gelungen ist und auf die regelmäßigen Besuche ihrer Angehörigen. Aufgrund ihrer demenziellen Erkrankung verliert Frau A. manchmal die Orientierung und weiß nicht wo sie hin will. Sie wirkt in diesem Fall beunruhigt. In Gesellschaft fühlt sie sich jedoch wohl und ist nicht beunruhigt. Beim Singen und der Gymnastik blüht sie auf. Ihr Lebensinhalt ist, das Orgel spielen in der Kirche. Sie hat eine positive Einstellung zum Leben.

3.4   Relevante Krankheitssymptome für die momentane Situation

-Orientierungsstörung: Frau A, benötigt Informationen zur Zeit (z.b. Essen), zum Raum (ihr Zimmer) und zur Situation (kleinschrittige verbale Anleitung beim Waschen) (*Rohner 2012*).

-geringe Aufmerksamkeitsspanne: Ihr fällt es schwer sich längere Zeit auf etwas zu konzentrieren. Nach mehreren Minuten verlässt sie die Situation und beginnt eine neue Tätigkeit (*Schlenkhoff 2013*).

-Beschäftigungsdefizit: Frau A. kann von alleine nicht Aktivitäten wahrnehmen, die ihr gefallen. Sie muss dazu animiert werden, danach nimmt sie lebhaft an den Aktivitäten teil.

-Sie ist manchmal unruhig und sucht nach Gesellschaft um Sicherheit zu erlangen.

-Frau A. ist in ihrer Gehfähigkeit eingeschränkt. Sie ist auf ihren Rollstuhl angewiesen.

- Sie ist in ihrer Stehfähigkeit eingeschränkt. Außerdem ist sie auf pflegerische Hilfe beim Transfer angewiesen.

-Frau A. hat ein erhöhtes Sturz- und Verletzungsrisiko aufgrund der Stürze in der Vorgeschichte, Polypharmazie, kognitive Einschränkungen, außerdem überschätzt sie ihre Fähigkeiten (*Büscher et al 2013, 25-26*).

-Sie hat ein erhöhtes Kontrakturrisiko aufgrund der eingeschränkten Beweglichkeit der Gelenke (Polyarthrose). Aktuell hat sie eine Beugekontraktur der linken Hand (Mittel- und Endgelenke).

-Selbstpflegedefizit Körperpflege wie beschrieben im Assessment nach M. Gordon

-Selbstpflegedefizit Ankleiden wie beschrieben im Assessment nach M. Gordon

-Selbstpflegedefizit bei der Ernährung und Flüssigkeitszufuhr

-benötigt Hilfe beim Toilettengang und der Inkontinenzversorgung

-benötigt Hilfe beim Umgang mit Medikamenten und Messung der vitalen Funktionen

-benötigt Hilfe beim Reinigen der Sehhilfe

-benötigt Hilfe bei der Regelung der geschäftlichen Angelegenheiten- nicht geschäftsfähig- hat gesetzlichen Betreuer

-benötigt Hilfe bei der Tagesstrukturierung und zu Bett gehen

-Wortfindungsstörung *Vgl. Rohner 2012*

3.5   Medizinische Diagnosen

Folgende Diagnosen wurden den Stammdaten entnommen:

Vaskuläre Demenz mit akutem Beginn

Subtrochantäre Fraktur links

Polyarthrose

Inkontinenz

Demenz

Definitionen zu folgenden Erkrankungen:

Arthrose (Arthrosis deformans): „schmerzhafte, degenerative Gelenkerkrankung mit Zerstörung des Gelenkknorpels und Entzündung der Innenschicht der Gelenkkapsel, die zur völligen Einsteifung eines Gelenks führen kann." *(Menche, Hein 2011, 913)* Meist langsam, aber stetig fortschreitender Verlauf *(Menche, Hein 2011, 913).*

Ursache: „Missverhältnis zwischen der Belastungsfähigkeit eines Gelenks und seiner tatsächlichen Belastung." *(Menche, Hein 2011, 913)*

Im Fall von Frau A. hervorgerufen durch das hohe Lebensalter (94 Jahre). Der Gelenkknorpel hat sich über die Jahre abgenutzt. Frau A. hat eine Polyarthrose. Das bedeutet, dass bei ihr mehrere Gelenke betroffen sind. Ausgeprägte Verschleißerscheinungen zeigt sie in den Fingermittel- und Endgelenken. Diese bezeichnet man als Bouchard- und Heberden Arthrose *(Antwerpes 2013).*

Therapie: Nichtsteroidale Antirheumatika zur Schmerz- und Entzündungslinderung. Knorpelschützende Präparate sind umstritten. Bei Gelenkinjektionen besteht

Falldarstellung von Fr. A. mit entsprechender Pflegediagnostik

Infektionsgefahr. Bei starken Beschwerden werden manchmal Strahlentherapie und Operationen durchgeführt *(Menche, Hein 2011, 913)*.

Pflege: angepasste Bewegung, physiotherapeutische Übungen, Wärmeanwendungen wie hier im Fall beschrieben. Kälteanwendungen und Ruhigstellen werden nur bei hoch akuten Entzündungsschüben eingesetzt, denn bei Ruhigstellen besteht die Gefahr der Versteifung *(Menche, Hein 2011, 913)*.

Inkontinenz: Unterteilung in Harn- und Stuhlinkontinenz

Harninkontinenz: „ist die Unfähigkeit, die Blasenentleerung willkürlich zu kontrollieren, deshalb kommt es zu ungewolltem Urinabgang." *(Mötzing G. et al. 2006, 349-352)*

Die Formen der Harninkontinenz sind: Stressinkontinenz, Dranginkontinenz, Reflexinkontinenz, Überlauf- und Pseudo-Inkontinenz *(Mötzing G. et al. 2006, 349-352)*. Von ärztlicher Seite ist die Diagnose nicht näher differenziert.

Frau A. erfüllt das Kontinenz Profil: abhängig kompensierte Inkontinenz, da sie auf fremde Hilfe angewiesen ist und mit aufsaugenden Materialien versorgt wird *(Schiemann et al. 2007, 35)*.

Pflege: Vertrauensvolle Situation schaffen, Toilettentraining, Hilfsmittel anbieten, mit saugenden Materialien oder Drainagen versorgen *(Mötzing G. et al. 2006, 349-352)*.

Stuhlinkontinenz: „Unfähigkeit den Stuhl willentlich zu rückzuhalten." *(Mötzing G. et al. 2006, 359-360)* Die Formen der Stuhlinkontinenz sind: Überlaufinkontinenz, anorektale Inkontinenz, neurogene Inkontinenz und symptomatische Inkontinenz *(Mötzing G. et al. 2006, 349-352)*.

Frau A. erfüllt das Kontinenz Profil: abhängig kompensierte Inkontinenz, da sie auf fremde Hilfe angewiesen ist und mit aufsaugenden Materialien versorgt wird.

Vaskuläre Demenz mit akutem Beginn: „Die vaskuläre Demenz (vas = Gefäß, hier Blutgefäß) beruht auf einer Durchblutungsstörung des Gehirns." *(Hahn 2000, 127)* „Die wesentlichen Voraussetzungen für die Diagnose ist der Nachweis einer Abnahme des Gedächtnisses und des Denkvermögens mit großer Beeinträchtigung der Aktivität

9

des täglichen Lebens." *(Härter, Hüll et al. 2013)* Für die Diagnosestellung eines demenziellen Syndroms müssen die erwähnten Symptome für mindestens sechs Monate bestehen *(Härter, Hüll et al. 2013)*.

Die Diagnose von Frau A. sollte überarbeitet werden. Nach dem MMSE- Assessment erreicht Frau nur noch 11 Punkte und befindet sich demnach nicht mehr im frühen Stadium der Demenz, sondern im Mittleren. Dafür spricht, dass sie keine vollständigen Texte mehr lesen, und Rechenaufgaben bewältigen kann. „Die Gedächtnisprobleme treten mehr und mehr in den Vordergrund." *(Pöhlmann, Schunk 2014)* Sie ist auf Hilfe des Pflegepersonals bei der Körperpflege und beim Ankleiden angewiesen. Auch die ausgeprägte Orientierungslosigkeit spricht für eine Verschlechterung seit 2012 und sollte erneut abgeklärt werden.

Subtrochantäre Fraktur links: Ein Knochenbruch des Oberschenkels unterhalb des Großen- und Kleinen Rollhügels.

Therapie: Der Bruch wird verschraubt oder genagelt, ggf. werden Platten eingesetzt *(Menche, Hein 2011, 951)*. Ziel ist es den Patienten möglichst bald wieder mobil zu machen und so Komplikationen, wie Thrombosen, Pneumonien und Kontrakturen zu vermeiden.

Der Sturz von Frau A. war 2012. Die Fraktur ist verheilt.

3.6   Medikamente, Neben- und Wechselwirkungen

Dem Medikamentenplan von Frau A. wurden folgende Anordnungen entnommen:

<u>**Dauermedikation:**</u>

Torasemid AbZ 5 (Torasemid, 5mg, oral)	1	0	0	0
Melperon AL Lösung (Melperon ?, oral)	0	0	5ml	0

<u>**Bedarfsmedikation:**</u>

Lactulose 1 A Pharma (Lactulose, ?, oral)	20ml	0	0	0

Novaminsulfon 1 A Pharma Tropfen (Metamizol, ?, oral)   20   20   20   20

4.   Reflexiver Anteil und Ausblick

Der Grund für die stationäre Aufnahme von Frau A. im B. Heim konnte nicht eindeutig geklärt werden. Fest steht, dass sie nach einem Sturzereignis bei bestehender Demenzerkrankung und eingeschränkter Beweglichkeit nicht mehr im betreuten Wohnen verbleiben konnte. Ob zu diesem Zeitpunkt bereits eine Inkontinenz bestand ist unklar. Geklärt ist ebenfalls nicht, ob Frau A. nach dem Sturz das Laufen wiedererlernte. Befragte Pflegekräfte und gesichtete Dokumentation ergaben keine Auskunft zu dieser Fragestellung. Eine Möglichkeit die Angehörigen zu befragen ergab sich leider nicht. Fest steht, dass Frau A. in den Selbstpflegefähigkeiten „sich waschen und kleiden" und „sich beschäftigen" von 2012 bis heute Kompetenzeinbußen hatte. Ihre kognitiven Fähigkeiten haben in diesem Zeitraum stark abgenommen. Wie Frau A. ihre persönliche Lebenssituation erlebt, konnte gut mit Hilfe von Beobachtungen eingeschätzt werden. Sie antwortet lebensbejahend und macht, von außen betrachtet einen zufriedenen Eindruck. Die Fähigkeiten und Defizite, sowie den Unterstützungsbedarf von Frau A. mit Hilfe dem Assessment nach Gordon zu erheben gelingt dem Student recht gut, obwohl hier oft Beobachtungen genutzt werden müssen. Die Auskunftsfähigkeit von Frau A. ist eingeschränkt, deshalb werden die Fragen anders formuliert und mit non- verbalen Eindrücken verknüpft. Auf Kognition / Perzeption und Aktivität / Bewegung geht der Student verstärkt ein. Außerdem wird der Barthel- Index erhoben. Weitere Assessments können nicht erhoben werden, da die Studenten sie erst am Donnerstag nach der Reflexion bekommen und Frau A. am Freitag sehr müde ist. Die Bewegungsanalyse kann am Freitag ebenfalls nur teilweise ausgefüllt werden, weil Frau A. währenddessen einschläft. Allerdings haben sich keine sichtbaren Veränderungen (außer linke Hand) ergeben. Diese Veränderungen können noch dokumentiert werden. Relevante Krankheitssymptome werden zum Teil aus der Pflegeplanung entnommen, jedoch anders beschrieben. Zum weiteren wird eine Einschätzung aufgrund von Beobachtungen vorgenommen. Die medizinischen Diagnosen sind nicht mehr auf aktuellem Stand. Die Ursache der Inkontinenz und die Einschätzung des demenziellen Stadiums sollten vom Hausarzt aktualisiert werden. Diese Entdeckung wird auf dem Wohnbereich angesprochen. Eine Verschlechterung der Beweglichkeit in der linken Hand von Frau A. entdeckte der Student bei der

Körperpflege. Laut Pflegepersonal sei dies dem Hausarzt bekannt und Frau A. würde 1 x wöchentlich physiotherapeutische Anwendungen bekommen. Der Student macht mit Frau A. Bewegungsübungen und führt Wärmeanwendungen durch. Er spricht mit den WBL darüber, wie wichtig es sei die Hand von Frau A. beweglich zu halten, um ihre Selbstständigkeit zu fördern. Die Wirkungen und Neben-, sowie Wechselwirkungen jener Medikamente von Frau A. werden nachgelesen. Die Auswertung ergibt, dass Torasemid, obwohl kaliumsparend zu vermehrter Ausscheidung von Elektrolyten und zur Obstipation führen kann. Melperon kann zu erhöhter Sturzgefahr führen. Metamizol kann zum Kreislaufkollaps führen. Frau A. nimmt die Medikation bereits seit einiger Zeit in dieser Kombination und scheint gut daran adaptiert zu sein. Sie ist morgens relativ wach und es sieht nicht so aus, als ob sie aufgrund der Melperongabe in ihrer Wachsamkeit eingeschränkt wäre. Die verwendeten Lehrbücher und Internetseiten sind dem Literaturverzeichnis zu entnehmen. Oftmals wird Frau A. morgens aufgefunden mit ungereinigten Prothesen im Mund. Einen Nachtimbiss bekommt Frau A. nicht, deshalb ist davon auszugehen, dass im Spätdienst die Prothesen nicht sachgemäß gereinigt werden. Diese Entdeckung wird der stellvertretenden WBL mitgeteilt, da Frau A. es als unangenehm empfindet Essensreste längere Zeit im Mund zu haben. Danach ist diese Entdeckung nicht mehr zu beobachten. Die Prothesen reinigt der Student, wie mit Frau Müller-Hesselbach besprochen, nicht mehr mit Kukident Tabs, da sie zu Schäden an selbigen führen können. Bei der Körperpflege werden ebenfalls blutig, verkrustete Läsionen am Unterarm und Unterschenkel von Frau A. entdeckt. Diese werden in der Hautanalyse dokumentiert und mitgeteilt. Die Ursache der Verletzungen ist unklar. Die Durchführung des MMSE Assessment gelang ebenfalls gut. Es wurde gegen Anfang der Woche durchgeführt. Da dieses Assessment noch nicht verfügbar war, druckten es der Student und seine Kommilitonin aus dem Internet aus und vervielfältigten es für den Wohnbereich. Die WBL, Herr A. war sehr dankbar darüber und erzählte er wolle es demnächst bei allen Bewohnern erheben. Ein Gespräch mit der stellvertretenden WBL Herr K. wurde vom Studenten angeregt. Der Inhalt dieses Gesprächs bezog sich auf das nicht vorhandene Demenzkonzept auf dem Wohnbereich. Siehe erster Praxisordner. Herr K. entgegnete, ihm sei die Pflege auf dem Wohnbereich ebenfalls zu versorgend. Er wünsche sich ebenfalls ein ganzheitliches Konzept, speziell für den Wohnbereich. Es wäre bereits über ein fehlendes Konzept innerhalb des Teams gesprochen worden, bisher jedoch ohne Erfolg. Er befinde sich momentan in der Weiterbildung zum Gerontopsychiatrischen Fachpfleger. Seine Abschlussarbeit sei „Tiere in der Pflege". Im späteren Gespräch mit Herr Daum schlug dieser vor, Frau Prof. Beckmann zu fragen, ob generell Interesse an einem gemeinsamen Projekt besteht. Dieses Projekt könne die Implementierung eines Konzeptes für Demenz in Kooperation mit der FH und dem B. Heim sein. Der Wohnbereich war im zweiten Praxiseinsatz personell gut besetzt (quantitativ und qualitativ) und die Arbeitsatmosphäre entspannt. Beide Studenten arbeiteten gut zusammen und unterstützten sich gegenseitig. Weitere Ziele des Studenten für den nächsten Praxiseinsatz sind die Arbeit mit der Bewegungsanalyse, passive Bewegungsübungen durchzuführen, sowie die Pflegeplanung unter Einbezug der NANDA-Pflegediagnosen.

5.   Literaturverzeichnis

Antwerpes F. (2013): DocCheckFlexikon. Das Medizinlexikon zum Medmachen. Polyarthrose. URL: http://flexikon.doccheck.com/de/Polyarthrose (5.3.2014)

Brüggemann, J.   et al. (2003): Grundsatzstellungnahme Ernährung und Flüssigkeitsversorgung älterer Menschen. Abschlussbericht Projektgruppe P 39. Review des   MDS   /Essen.   URL: http://www.mds-ev.de/media/pdf/Grundsatzstellungnahme_Ernaehrung.pdf (5.3.2014)

Büscher, A.   et   al. (2013): Expertenstandard Sturzprophylaxe in der Pflege. Aktualisierung 2013. Osnabrück: Deutsches Netzwerk für Qualitätsentwicklung in der Pflege(DNQP)

DPV (2019): Deutscher Pflegeverband. Fachinformation. Pflegediagnosen. Als PDF zuletzt unter: http://www.dpv-online.de/pdf/agergeb/Pflegediagnosen

Gordon, M. (2013): Handbuch Pflegediagnosen. 5. vollständig überarbeitete Auflage. Bern: Hans Huber Verlag

Hahn P. (2000): Neurologie und Psychiatrie für Altenpflegepersonal. Psychiatrische Krankheitsbilder. Vaskuläre Demenz. Balingen: Spitta Verlag

Härter M., Hüll M. et al. (2013): Demenzleitlinie. Diagnostik nach ICD 10. Universitätsklinikum   Freiburg.   URL: http://www.demenz-leitlinie.de/aerzte/Diagnostik/ICD10.html (5.3.2014)

Falldarstellung von Fr. A. mit entsprechender Pflegediagnostik

Menche N. , Hein B. (2011): Pflege von Menschen mit orthopädischen Erkrankungen. Arthrosen. In: N. Menche(Hrsg.), Pflege Heute. Lehrbuch für Pflegeberufe. München: Elsevier Verlag, 913

Mötzing G. et al. (2006): Leitfaden Altenpflege. Unterstützung bei der Lebensgestaltung. Urin und Stuhlausscheidung. München: Elsevier Verlag

Pöhlmann M., Schunk M. (2014): NetDoctor. Alzheimer- die Stadien. URL: http://www.netdoktor.de/Krankheiten/Alzheimer/Wissen/Alzheimer-die-Stadien-2255.html (5.3.2014)

Pqsg (2013): Das Altenpflegemagazin im Internet. Standard "Bewegungsübungen zur Vermeidung von Kontrakturen im Bereich des Armes und der Hände". URL: http://www.pqsg.de/seiten/openpqsg/hintergrund-kontrakturen-arm-und-haende.htm (5.3.2014)

Rohner M. (2012): Demenzfreundlich. Demenzen: Einführung in das Krankheitsbild. Berlin. URL: http://www.demenzfreundlich.de/index.php/ueber-demenz/beschreibung (5.3.2014)

Schiemann D. et al. (2007): Expertenstandard Förderung der Harnkontinenz in der Pflege. Osnabrück: Fachhochschule Osnabrück/ DNQP.

Schlenkhoff T. (2013): Wohnen im Alter. Verhalten bei Demenz: Tipps für den richtigen Umgang mit Demenzkranken. Karlsruhe. URL: http://news.wohnen-im-alter.de/2013/09/umgang-mit-dem-herausfordernden-verhalten-demenzkranker/ (5.3.2014)

Weitere verwendete Literatur:

Emmer J., Becker H. und Schwarz R. (2014): Apothekenumschau. URL: http://www.apotheken-umschau.de/do/extern/medfinder/medikament-arzneimittel-information-Torasemid-AbZ-5mg-Tabletten-A89999.html (5.3.2014)

Emmer J., Becker H. und Schwarz R. (2014): Apothekenumschau. URL: http://www.apotheken-umschau.de/do/extern/medfinder/medikament-arzneimittel-information-Melperon-AL-Loesung-A80415.html (5.3.2014)

Emmer J., Becker H. und Schwarz R. (2014): Apothekenumschau. URL: http://www.apotheken-umschau.de/do/extern/medfinder/medikament-arzneimittel-information-Lactulose-1A-Pharma-Sirup-A82877.html (5.3.2014)

Emmer J., Becker H. und Schwarz R. (2014): Apothekenumschau. URL: http://www.apotheken-umschau.de/do/extern/medfinder/medikament-arzneimittel-information-Novaminsulfon-1A-Pharm-Tropfen-AB6962.html (5.3.2014)

Rohner M. (2012): Demenzfreundlich. Demenzen: Einführung in das Krankheitsbild. Berlin. URL: http://www.demenzfreundlich.de/index.php/ueber-demenz/beschreibung (5.3.2014)

Anhang

Assessment nach M. Gordon

Die Herkunft der Daten wird mit folgenden Abkürzungen gekennzeichnet:

-   Pflegekräfte PP

-   Eigene Beobachtungen B

-   Angehörige A

-   Krankenakte D

-   EDV- Dokumentation PC

-   Betroffener S

Verhaltensmuster: Wahrnehmung und Umgang mit der eigenen Gesundheit

-Fühlen Sie sich jetzt gesund? Ja (S)

-Waren Sie im letzten Jahr krank? Weshalb? Ja. Das weiß ich nicht. (S)

-Was machen Sie wenn Sie krank sind? kräftig Husten. Als Kind Bonbons gelutscht (S)

-Vivendi EDV: Im Pflegebericht sind in den letzten 3 Monaten keine Atemwegsinfekte beschrieben. (PC)

-Rauchen Sie oder trinken Sie Alkohol? Nein (S)

-Der Akte ist zu entnehmen, dass Frau A. nicht geraucht hat und keinen Alkohol trinkt (D)

-Hatten Sie in den letzten Jahren ein Unfall oder Sturz? Nein (S)

-Laut Diagnoseblatt: subtrochantäre Fraktur links (D)

-Haben Sie immer das gemacht, was der Arzt gesagt hat? Ja (S)

-Frau A. arbeitet an ihrer Therapie mit. Sie nimmt ihre Medikamente, wenn man sie ihr gibt. (B)

-Die Frage: Wodurch kam ihre Erkrankung? Wurde weggelassen!

-Wie kann Ihnen das Pflegepersonal am meisten helfen? Ja, die helfen alle gut. Die sind hilfsbereit. (S)

Verhaltensmuster: Ernährung und Stoffwechsel

-Was essen Sie? Och alles. Hausmannskost und so. (S)

-Was und wie viel trinken sie gerne? Ich trinke alles, was mir schmeckt. (S)

-Der Dokumentation, eigenen Beobachtungen und Befragungen der Pflegekräfte ist zu entnehmen, dass Frau A. zum Mittagessen keine speziellen Vorlieben hat. Sie isst morgens Brötchen mit Marmelade, Käse oder Wurst, sowie Obst. (B,PP) Sie isst die Mahlzeiten selten komplett auf. (PP,B) Sie trinkt Wasser, Kaffee, Tee und Saft. (D, PP, B) Durchschnittlich trinkt sie ca. 1,0- 1,5l am Tag. (D) Sie muss jedoch öfters erinnert und motiviert werden, da sie aufgrund der geringen Aufmerksamkeitsspanne (wenige Minuten) die Handlung Essen und Trinken vergisst und sich mit ihrem Rollstuhl auf dem Wohnbereich bewegt. (B, PP) Sie benötigt meist Hilfestellung beim Schneiden und Zerkleinern des Mittagessens, sowie beim Bestreichen der Brötchen. (B) Grad 2

Sie benutzt Besteck, wenn es ihr zurechtgelegt wird, ansonsten isst Frau A. aus der Hand. (B)

-Wie ist ihr Appetit? Gut (S)

-Haben Sie zu oder abgenommen? Wurde nicht erfragt, sondern aus Vivendi entnommen. Ihr Gewicht beträgt 68,8 kg und ist seit 3Monaten stabil. Ihre Größe beträgt 1,69m. Somit errechnet sich ein BMI von 24 kg/cm2. (PC)

-Haben sie Schwierigkeiten beim Kauen oder Schlucken? Nein. (S)

-In dem Pflegebericht steht ebenfalls nicht, dass Frau A. sich in den letzten Monaten verschluckt habe. (PC) Das Personal bestätigt diese Information. (PP)

-Wundheilung konnte nicht beurteilt werden.

-Hautzustand siehe Hautanalyse: trockene, faltige Altershaut mit Altersflecken. Derzeit 2 Verletzungen unbekannter Herkunft. 1. Linker Unterarm dorsal ca. 2cm d. 2. Rechter Unterschenkel unterhalb Patella ca. 0,5cm d. Beide Stellen sind blutig verkrustet. Siehe Hautanalyse

-Prothesen: oben und unten. Mundschleimhaut feucht und intakt, Zunge: intakt, feucht, keine Beläge. Lippen intakt, keine Borken. (B)

-Frau A. nimmt unter verbaler Anleitung die Prothesen aus ihrem Mund und setzt sie später wieder ein. Gründlich reinigen kann sie die Prothesen nicht selbstständig, so dass eine Nachreinigung durch die Pflegekraft erfolgen muss. (B)

Verhaltensmuster: Ausscheidung:

-Frau Apelt hat im Durchschnitt alle 2 Tage Stuhlgang. (PC). Die Farbe ist braun und die Konsistenz meist weich. (B) Frau A. meldet sich nicht, wenn sie Harn- oder Stuhldrang verspürt. (B, PC) Nach den Mahlzeiten und zwei Mal nachts finden bei Frau A. Toilettengänge statt. (PC, PP) Nachts möchte Frau A. nicht aufstehen und lässt ihre Inkontinenz- Einlage im Bett wechseln. (PC,PP). Sie leidet unter einer abhängig kompensierten Harn- und Stuhlinkontinenz. DNQP. Sie trägt tags und nachts gelbe Einlagen. (PC,B,PP) Sie besitzt das Hilfsmittel Toilettenstuhl. Sie ist beim Transfer und der Intimhygiene auf fremde Hilfe angewiesen. (B,PC) Grad 2

-Frau A. schwitzt nicht übermäßig und hat keinen starken Körpergeruch. (B)

Verhaltensmuster: Aktivität und Bewegung:

-Haben Sie genug Energie für den Tag? Ja (S) Frau A. nimmt an Musikgruppe und Gymnastikgruppe teil. Sie ist gerne in Gesellschaft (B)

-Was unternehmen Sie gerne? Singen und Orgel spielen. (S) Frau A. fährt oft mit dem Rollstuhl über den Flur des Wohnbereichs, oder geht mit Angehörigen spazieren. (B) Sie singt sehr gut und kennt viele Texte auswendig. (B) Beim Klavier spielen tippt sie nur noch einige Tasten an. Ganze Lieder spielt sie nicht mehr. (B)

-Allgemeine Mobilität: Frau A. ist mit dem Rollstuhl unterwegs. Sie bewegt den Rollstuhl mit ihren Füßen. Gerade Strecken kann sie so sehr gut bewältigen. Bei Kurven hält sie sich am Handlauf fest. Oft verkeilt sich der Rollstuhl allerdings und ihre weitere Fortbewegung stoppt. Grad 2 (B) Sie benötigt Hilfe beim Transfer aus dem Bett und in das Bett. (B, PP,PC). Laufen kann sie nicht, nur kurz stehen (ca. 30 sec) (B, PC, PP). Grad 2 Im Bett bewegt sie sich selbstständig mit dem Hilfsmittel Aufrichthilfe. (B,PC) Grad 1.

Falldarstellung von Fr. A. mit entsprechender Pflegediagnostik

Derzeit leidet Frau A. unter Schmerzen bei Bewegung der linken Hand. Sie kann die Mittel- und Endgelenke nur bis zum 45 Grad Winkel strecken. (S) Erwärmt und gerötet sind die Gelenke nicht. Deshalb wird mit der Wärmebehandlung begonnen und die Gelenke werden passiv durchbewegt. Frau A. erhält vorher Bedarfsmedikation. Sie empfindet die Wärmebehandlung als angenehm und ihre Bewegung konnte verbessert werden. Wie lange die Einschränkung besteht ist nicht nachvollziehbar. Weder aus der Dokumentation, noch das Personal konnte Auskunft darüber geben. Die Einschränkungen seien jedoch bekannt und der Hausarzt sei darüber informiert. Im letzten Praxiseinsatz bestand diese Einschränkung noch nicht. (S) siehe BWA

Einkaufen, Kochen und Hausarbeit scheidet aus, da sie im Pflegeheim lebt. Sie zeigt auch kein Interesse an Kochgruppen und hauswirtschaftlicher Tätigkeit. (PC) Frau A. sagt sie habe früher nicht gerne gekocht. Sie habe es den Kindern zur Liebe getan. Was macht in die Kinder steckt, bekommt man zurück. (S)

-Kämmen: Sie weiß oft nicht welche Funktion der Kamm hat und benötigt verbale Anleitung. Die Elevation kann sie durchführen. Grad 2 (B)

-Anziehen: Frau A. benötigt Hilfe bei Bekleiden des Unterkörpers. (B) Durch das Anreichen des Unterhemds und Pullovers bekommt sie diese bis über den Kopf. Die Kleidung wird von der Pflegekraft über den Rücken gezogen. Das Anziehen des BHs wird komplett von der Pflegekraft übernommen. (B) Beim Ausziehen wird in bekannter Weise vorgegangen. Grad 2

-Essen: siehe Ernährung und Stoffwechsel

-Toilettengang: siehe Ausscheidung

-Duschen, Körperpflege: Die Körperpflege von Frau A. findet am Waschbecken im Rollstuhl sitzend statt. Weil Frau A. nicht lange stehen kann und aufgrund des besseren Inspizierens des Intimbereichs wird die Intimpflege vorher im Bett durchgeführt. (PC, B) Da Frau A. aufgrund kognitiver Defizite die Intimpflege nicht adäquat durchführen kann, übernimmt diese Tätigkeit die Pflegekraft. (B) Die Beine und Füße von Frau A. werden ebenfalls vor der Intimversorgung, durch die Pflegekraft, im Bett gewaschen, wenn Frau A. anschließend in den Rollstuhl mobilisiert wird. (B) Gleiches gilt für das Abtrocknen der entsprechenden Körperstellen und die Hautpflege. (B) Gesicht und Oberkörper wäscht Frau A. unter verbaler Anleitung meist selbst. Manchmal müssen

Impulse gesetzt werden. (B) Gleiches gilt für die Trocknung und das Eincremen. (B) Die Körperpflege des Rückens übernimmt die Pflegekraft komplett. Beim Duschen benötigt Frau A. Hilfe beim Transfer in den Toilettenstuhl. Die Wassertemperatur wird auf ihre Bedürfnisse eingestellt und erfragt. (B) Frau A. benötigt Hilfe beim Abbrausen mit Wasser. Gesicht und Oberkörper seift sie unter verbaler Anleitung selbst ein. (B) Das Einseifen der Haare übernimmt ebenfalls die Pflegekraft, sowie das Einseifen des Unterkörpers. (B). Das Ankleiden des Oberkörpers findet sitzend auf dem Toilettenstuhl statt. Bei bereits zum Teil angezogenem Unterkörper kann Frau A. lange genug stehen, um sie beim Anlegen der Einlage mit Netzhose und Hose zu unterstützen. (B) Das Föhnen der Harre übernimmt ebenfalls die Pflegekraft, da Frau A. aufgrund der geringen kognitiven Konzentrationsspanne, nicht dazu in der Lage ist. (B)

-Die Finger- und Fußnagelpflege wird durch externe Mitarbeiter übernommen. (PC)

-Das Schneiden der Haare übernimmt der hauseigene Friseur in Absprache mit Frau A. und ihrem Betreuer. (PC)

- Der Blutdruck von Frau A. und der Radialispuls wurden durch den Studenten ermittelt. Die Herzfrequenz betrug 65 Schläge/min. Es wurde eine Minute gemessen Qualität: hart / Rhythmus: arrhythmisch. Die Blutdruckmanschette wurde aufgepumpt, bis der Radialispuls nicht mehr spürbar war. Anschließend wurde der Druck um 20mm Hg erhöht. *Vgl. Mötzing et al. 2006, 391-396*

Verhaltensmuster: Schlaf und Ruhe:

-Fühlen Sie sich nach dem Aufstehen ausgeruht? Ich schlafe gut. Ich habe keine Sorgen. (S) Sie nimmt an Beschäftigungsaktivitäten teil. (B)

-Können Sie schlecht Einschlafen oder Durchschlafen? Ich schlafe die ganze Nacht und träume gut. (S) Dem Pflegebericht ist zu entnehmen, dass Frau A. manchmal nachts unruhig ist und ihre Einlage entfernt. (PC) Meist schläft sie jedoch durch, ist nur kurz zu den Rundgängen wach und schläft danach wieder ein. (PC) Morgens wacht sie auf, wenn die Pflegekraft oder der Student ihr Zimmer betritt und sagt: „Ich stehe jetzt auf". (B)

-Haben Sie tagsüber Pausen und Erholung? Ja. Manchmal gönne ich mir eine Pause. (S)

Sie döst öfters im Rollstuhl (geringe Aufmerksamkeitsspanne) (B)

-Frau A. geht um ca. 19.00 Uhr schlafen und steht morgens gegen 7.00Uhr auf. (B,PC)

-Sie lebt in einem Einzelzimmer

Verhaltensmuster: Kognition und Perzeption

-Hören Sie gut? Ja (S) Haben Sie ein Hörgerät? Nein (S) Die Hörfähigkeit wurde untersucht, indem der Student mit ca. 2 m Abstand flüsterte. Frau A. hört sehr gut, auch wenn leise gesprochen wird. (B)

-Haben Sie eine Brille? Dem Hilfsmittelblatt wird entnommen, das Frau A. eine kombinierte Brille für die Ferne und zum Lesen besitzt.

-Wann war der letzte Sehtest? Och, das weiß ich jetzt gar nicht (S) In der Dokumentation ist nichts ersichtlich. (PC, D) Der fehlende Sehtest wurde bei der WBL angesprochen.

-Können Sie sich in letzter Zeit nicht mehr so gut erinnern? Ja. Ich bin vergesslich geworden. (S)

-Fällt es Ihnen leicht Entscheidungen zu treffen? Ich mache immer alles mit, was man machen kann. (S)

-Macht es Ihnen Mühe etwas Neues zu lernen? Ich war immer eine gute Schülerin. (S) Frau A. zeigt sich interessiert und versucht neue Sachen umzusetzen. Bei der Bewegungsanalyse nach Beckmann konnte der Student beobachten wie Frau A. alleine im Zimmer Bewegungsübungen durchführte. (B)

-Der Tastsinn von Frau A. ist intakt. Sie erkennt Gegenstände, wenn man sie ihr in die Hand drückt, ohne sie zu sehen. (Kugelschreiber, Uhr) (B)

-Sie kann Erdbeer- von Kirschmarmelade unterscheiden, somit kann von einem intakten Geschmacksinn ausgegangen werden. (B)

-Sie erkennt den Unterschied von Kaffee und Tee am Geruch. Der Geruchssinn ist intakt. (B)

-Frau A. spricht englisch. Sie kann alle Farben in englischer Sprache aufsagen. (B)

-Frau A. kann aus der Zeitung oder aus Büchern einige Begriffe lesen. Ganze Texte liest sie nicht mehr. (B)

-Orientierung: Zur Person: voll orientiert- Name (B)

Zur Situation: teilweise, verliert oft den Faden- beim Waschen(B)

Zum Ort: nicht orientiert- nicht bekannt(B)

Zur Zeit: nicht orientiert- 19….(B)

Verhaltensmuster: Selbstwahrnehmung und Selbstbild

-Wie würden Sie sich selbst beschreiben? Hmhmm, das weiß ich nicht. (S) Mögen Sie sich selbst? Weiß nicht (S) Sind Sie stolz auf sich? Ich war eine gute Mutter, hab mich immer gut um die Kinder gekümmert. (S)

-Hat eine Krankheit Ihren Körper verändert? Nein (S)

-Sind Sie oft wütend, ängstlich oder deprimiert? Nein (S) Frau A. ist auf Ansprache immer freundlich und höflich (S)

-Verlieren Sie manchmal die Hoffnung? Haben Sie das Gefühl, ihr Leben nicht mehr im Griff zu haben? Ich weiß manchmal nicht wo ich bin und wo ich hin soll. (S)

-Was machen Sie dann? Weiß nicht (S) Sie ruft manchmal: Hallo, komm mal her! (B)

-Stimme und Sprechmuster sind ruhig, entspannt, gleichmäßig (B)

Verhaltensmuster: Rollen und Beziehungen

-Leben Sie allein oder mit anderen zusammen? Mit meinen Kindern zusammen. (S) Sie hat drei Kinder : 2 Söhne und 1 Tochter (PC) Auf Anfrage kann Frau A. meist die Namen ihrer Kinder nennen (B)

-Gibt es Probleme in der Familie? Nein. Ich hatte eine gute Beziehung zu den Kindern (S)

-Wie wurden Probleme in der Familie gelöst? Es gab immer einen liebevollen Umgang (S)

-Sind Sie Mitglied im Verein? Nein

-Kommen Freunde zu Besuch? Die Kinder kommen (S)

-Fühlen Sie sich hier wohl? Ja. Ich fühle mich wohl (S)

-Was ist Ihre Lebensaufgabe? Die Erziehung der Kinder (S)

Verhaltensmuster: Sexualität und Fortpflanzung

-Sind Sie verheiratet? Ja. (S) Lebt Ihr Ehemann noch? Ja. (S) Der EDV-Dokumentation ist zu entnehmen das der Ehemann von Frau A. bereits verstorben ist. (PC)

Verhaltensmuster: Bewältigungsverhalten (Coping) und Stresstoleranz

-Gab es in Ihrem Leben im letzten Jahr Veränderungen oder Krisen? Nein (S)

-An wen wenden Sie sich in einer Krise? An die Kinder (S)

-Fühlen Sie sich öfters angespannt? Nein (S) Frau A. ist manchmal angespannt aufgrund der Orientierungsstörung. Sie ruft dann:" Hallo, Hilfe, komm mal her". (S) Wenn man ihr Gesellschaft leistet, fühlt sie sich sicherer und beruhigt sich schnell wieder. (B)

-Wie gehen Sie mit Problemen um? Probleme muss man lösen. (S) Frau A. zeigt großen Fleiß und möchte sich bei der Gymnastik und beim Singen verbessern. (B) Sie sucht Gesellschaft. (B)

-Führt diese Art Probleme zu lösen zum Erfolg? Weiß nicht (S)

Verhaltensmuster: Werte und Überzeugungen

-Sind Sie mit Ihrem Leben zufrieden? Ja. (S) Haben Sie Zukunftspläne? Nein (S)

-Ist Ihnen ihre Religion oder etwas anderes im Leben wichtig? Ja. Ich habe Orgel in der Kirche gespielt. Würde gerne wieder spielen. (S)

-Werden Sie hier an Ihrer Religion oder am Singen gehindert? Nein (S)

Falldarstellung von Fr. A. mit entsprechender Pflegediagnostik

Erklärungen zu den Medikamenten

Dauermedikation:

Torasemid AbZ 5 (Torasemid, 5mg, oral)   1   0   0   0

(Vgl. Emmer, Becker und Schwarz 2014)

Wirkmechanismus: Torasemid ist ein Arzneimittel aus der Gruppe der sogenannten Schleifendiuretika vom Typ der Sulfonamide.

Hauptwirkung: Es fördert die Urinausscheidung Außerdem senkt es den Blutdruck.

Indikation: Es wird zur Behandlung von nicht-organbedingtem Bluthochdruck und zur Behandlung und Vorbeugung des Wiederauftretens von Flüssigkeitsansammlungen im Gewebe, die aufgrund von Funktionsstörungen des Herzens (Herzmuskelschwäche) entstehen, eingesetzt. Außerdem findet es Anwendung bei chronisch stark verminderter Nierenfunktion im Stadium vor und während der Dialyse.

Kontraindikation: Es darf nicht angewendet werden, wenn Sie überempfindlich gegen den Wirkstoff Torasemid sind, sowie bei Nierenversagen mit fehlender Harnproduktion. Ebenfalls bei schweren Leberfunktionsstörungen und krankhaft erniedrigtem Blutdruck soll es keine Anwendung finden. Bei Blutvolumenmangel, Natrium- oder Kaliummangel und bei erheblichen Störungen des Harnflusses (z.B. aufgrund einer krankhaften Vergrößerung der Prostata) darf Torasemid nicht angewendet werden.

Wechselwirkungen: können mit ACE-Hemmer auftreten. Es kann eine zu starke Blutdrucksenkung erfolgen. Theophylin (Arzneimittel zur Behandlung von Asthma): Torasemid kann die Wirkung dieses Arzneimittels verstärken. Antidiabetika (Arzneimittel zur Behandlung der Zuckerkrankheit): Torasemid kann die Wirkung dieses Arzneimittels verringern. Schmerz- und Rheumamittel: Bei hoch dosierter Behandlung mit Schmerz- und Rheumamitteln aus der Gruppe der Salicylate kann deren Wirkung durch Torasemid auf das zentrale Nervensystem verstärkt werden.

Einnahmemodalitäten: morgens unzerkaut mit etwas Flüssigkeit.

Nebenwirkungen: Es kann zu Störungen der Regulation des Säure-/Basenhaushalts im Körper (sogenannte metabolische Alkalose) kommen. Muskelkrämpfe (insbesondere zu Behandlungsbeginn) und erhöhte Mengen von Harnsäure, Zucker und Fetten im Blut können auftreten. Kaliummangel: bei gleichzeitiger kaliumarmer Ernährung, Erbrechen, Durchfall, übermäßigem Gebrauch von Abführmitteln, kann ebenfalls auftreten. Natriummangel, Magen- Darm- Beschwerden, Appetitlosigkeit, Verstopfung, Kopfschmerzen und Schwindel können auftreten.

Cave: Bei Frau A. ist bei einer Änderung der Dosierung darauf zu achten, dass keine Obstipation auftritt. Einen ACE Hemmer bekommt sie nicht, deshalb besteht keine Gefahr der zu raschen Blutdrucksenkung.

Melperon AL Lösung (Melperon ?, oral)   0   0   5ml   0

(Vgl. Emmer, Becker und Schwarz 2014)

5mg/ml oder 25mg/ml, im Plan nicht angegeben.

Wirkmechanismus: ist ein Arzneimittel aus der Gruppe der sogenannten Neuroleptika.

Indikation: zur Behandlung von Schlafstörungen, Verwirrtheitszuständen und zur Dämpfung von psychomotorischer Unruhe und Erregungszuständen, bei bestimmten geistig-seelischen Störungen (Psychosen, organisch bedingter Demenz, Psychoneurosen).

Hauptwirkung: Es führt dosisabhängig zunächst zu einer affektiven Entspannung mit erhöhter Schlafbereitschaft, und erst bei höheren Dosierungen tritt eine antipsychotische Wirkung ein.

Wechselwirkungen: Bei gleichzeitiger Anwendung mit Schlafmitteln, Schmerzmitteln, Beruhigungsmitteln oder anderen das zentrale Nervensystem dämpfenden Medikamenten kann es zu verstärkter Müdigkeit, zu Benommenheit und Atemstörungen kommen. Bei gleichzeitiger Anwendung mit Antidepressiva kann es zu einer gegenseitigen Wirkungsverstärkung kommen. Die Wirkung von blutdrucksenkenden Medikamenten kann bei gleichzeitiger Anwendung von Melperon verstärkt werden. Bei gleichzeitiger Behandlung mit Medikamenten zur Behandlung der Parkinson-Erkrankung kann deren Wirkung abgeschwächt werden. Bei gleichzeitiger Anwendung von Melperon mit ähnlich wirkenden Arzneimitteln (z.B. Metoclopramid, einem Medikament zur Behandlung von Übelkeit und Magen-Darm-Störungen) kann es zu einer Verstärkung bestimmter Bewegungsstörungen kommen. Bei gleichzeitiger Anwendung von Melperon mit Medikamenten, die eine anticholinerge Wirkung besitzen (z.B. Atropin), kann diese "anticholinerge" Wirkung verstärkt werden. Dies kann sich in Sehstörungen, Erhöhung des Augeninnendrucks, Mundtrockenheit, beschleunigtem Herzschlag, Verstopfung, Beschwerden beim Wasserlassen, Störungen der Speichelsekretion, Sprechblockade, Gedächtnisstörungen oder vermindertem Schwitzen äußern.

Nebenwirkungen: Insbesondere zu Beginn der Behandlung kann Müdigkeit auftreten, Blutdruckabfall, beschleunigter Puls. Es können unwillkürlichen Bewegungsabläufe (extrapyramidale Begleitsymptome) auftreten, die sich in Form von sogenannten Frühdyskinesien (krampfartiges Herausstrecken der Zunge, Verkrampfung der Schlundmuskulatur, Schiefhals) äußern. Außerdem können vorübergehend Erhöhungen der Leberenzyme auftreten. Wie bei anderen Neuroleptika, wurde auch während einer Behandlung mit Melperon ein sogenanntes malignes neuroleptisches Syndrom beobachtet, eine seltene, angeborene Überempfindlichkeitsreaktion, die durch stark erhöhte Temperatur, allgemeine Muskelsteife, Kreislauf- und Bewusstseinsstörungen gekennzeichnet ist. Das Auftreten von Kopfschmerzen, Regulationsstörungen der Körpertemperatur, Sehstörungen, Mundtrockenheit, Gefühl der verstopften Nase, Erhöhung des Augeninnendrucks, Verstopfung und Schwierigkeiten beim Wasserlassen sowie Übelkeit, Erbrechen, Durchfall und Appetitverlust kann nicht ausgeschlossen werden.

Kontraindikation: wenn Sie überempfindlich gegen den Wirkstoff Melperon, verwandte Wirkstoffe (Butyrophenone) sind. Bei Vergiftungen und Bewusstlosigkeit durch Alkohol, Schlaf- und Schmerzmittel sowie Arzneimittel zur Behandlung geistig-seelischer Störungen (Neuroleptika, Antidepressiva und Lithium), bei hochgradiger Leberfunktionsstörung, bei einem sogenannten malignen Neuroleptika-Syndrom in der Krankengeschichte darf Melperon nicht eingenommen werden.

Einnahmemodalitäten: Die Lösung zum Einnehmen ist mit Flüssigkeit, jedoch nicht mit Kaffee, Tee oder Milch einzunehmen.

Cave: Bei Frau A. ist auch hier auf die erhöhte Sturzgefahr, besonders morgens zu achten, da die Organe alter Menschen es meist nicht schaffen, die Medikamente komplett zu „verstoffwechseln" und so ein Überhang besteht. Bei reduzierter Beweglichkeit besteht ebenfalls ein höheres Kontraktur-, Thrombose-, und Pneumonierisiko.

Falldarstellung von Fr. A. mit entsprechender Pflegediagnostik

Bedarfsmedikation:

Lactulose 1 A Pharma (Lactulose, ?, oral)   **20ml   0   0   0**

(Vgl. Emmer, Becker und Schwarz 2014)

Wirkungsmechanismus: Lactulose ist ein Arzneimittel aus der Gruppe der sogenannten osmotisch wirkenden Laxanzien (Abführmittel) und Leber- und Darmtherapeutika.

Indikation: Verstopfung und Vorbeugung und Behandlung bei portokavaler Enzephalopathie

Kontraindikation: bei Überempfindlichkeit, Beschwerden wie Bauchschmerzen, Erbrechen und Fieber, sowie bei Störungen des Wasser- und Elektrolythaushaltes (Salzverluste) und bei Laktose- Intoleranz darf es nicht angewendet werden.

Nebenwirkungen: Bauchschmerzen und Blähungen

Wechselwirkungen: kann mit anderen Medikamenten zu Kaliummangel führen.

Novaminsulfon 1 A Pharma Tropfen (Metamizol, ?, oral)   20   20   20   20

Max. 80ml am Tag

(Vgl. Emmer, Becker und Schwarz 2014)

Wirkungsmechanismus: Novaminsulfon enthält den Wirkstoff Metamizol, ein Arzneimittel aus der Gruppe der sogenannten Pyrazolone. Diese sind schmerzstillende und fiebersenkende Arzneimittel.

Indikation: akute starke Schmerzen nach Verletzungen oder Operationen, krampfartigem Leibschmerz (Kolik), hohem Fieber, das auf andere Maßnahmen nicht anspricht.

Kontraindikation: wenn Allergien gegenüber Metamizol bekannt sind, wenn Störungen der Knochenmarksfunktion vorliegen (z.B. nach Behandlung mit Zytostatika, die bei Krebsleiden gegeben werden) oder Erkrankungen der Blutbildung.

Wechselwirkungen: Gleichzeitige Anwendung von Metamizol und Chlorpromazin kann eine schwere Hypothermie auslösen (extrem niedrige Körpertemperatur). Arzneimittel, die die Blutgerinnung hemmen, gegen Bluthochdruck und bestimmte Herzerkrankungen

(Captopril), Arzneimittel zur Behandlung psychischer Störungen (Lithium), Arzneimittel zur Krebs- und Rheumabehandlung (Methotrexat) dürfen nicht mit Metamizol verabreicht werden. Antihypertensive Arzneimittel (zur Behandlung von Bluthochdruck) und Diuretika (Wassertabletten) dürfen nicht mit Metamizol gegeben werden, da sie die Wirksamkeit dieses Arzneimittels beeinflussen. Ciclosporin (zur Unterdrückung des Immunsystems), da es zu erniedrigten Ciclosprin-Blutspiegeln kommen kann.

Nebenwirkungen: Die wichtigsten Nebenwirkungen sind Schock (plötzlicher Kreislaufkollaps) und Agranulozytose (starke Verminderung spezieller weißer Blutkörperchen). Diese Reaktionen treten sehr selten auf, sind aber lebensbedrohlich. Sie können auch dann auftreten, wenn Metamizol zu einem früheren Zeitpunkt komplikationslos vertragen wurde.

Frau A. hat Metamizol bisher gut in Verbindung mit Torasemid vertragen.

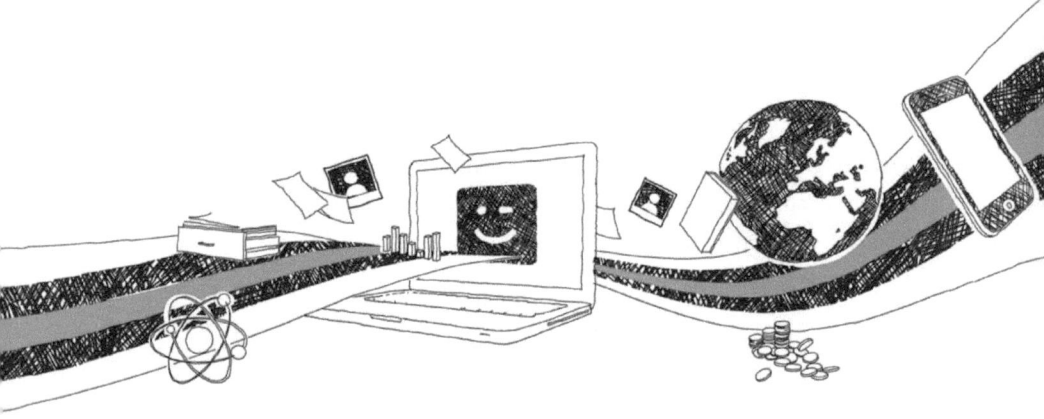
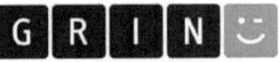